| 지남력 | 2주차 1교시 1 | 한국치매예방강사협회 |

1 나는 누구인가?

❶ 나의 핸드폰 전화번호는 어떻게 되나요?

❷ 나의 장점은 무엇인가요?

❸ 나의 단점은 무엇인가요?

❹ 내가 가장 자랑하고 싶은 것은 무엇인가요?

❺ 나의 취미는 무엇인가요?

❻ 내가 좋아하는 색깔은 무엇인가요?

| 기억력 | 2주차 1교시 2 | 한국치매예방강사협회 |

2 무엇일까요?

✿ 무엇인지 이름을 적고, 무엇이 있는지 기억해 보세요.

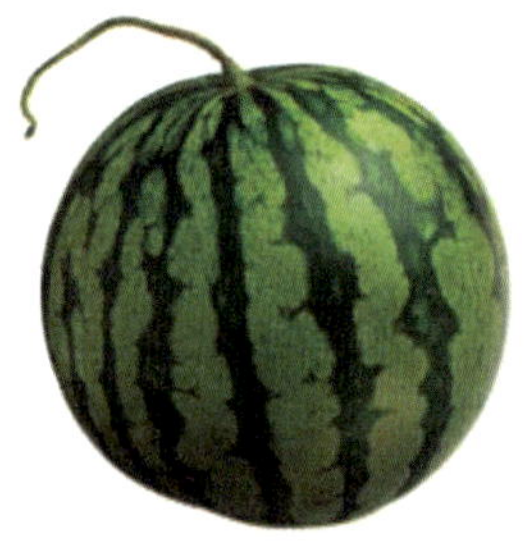

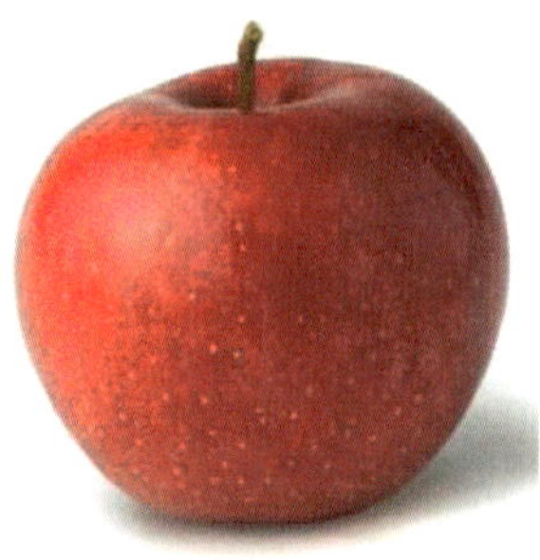

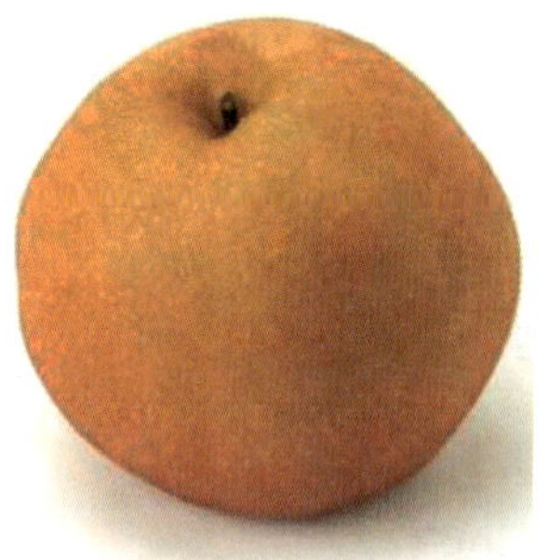

그림을 가리고 무엇이 있었는지 기억을 떠 올려보세요.

집중력	2주차 2교시 1	한국치매예방강사협회

3 길을 찾아보세요

❋ 출발에서 도착까지 길을 찾아보세요.

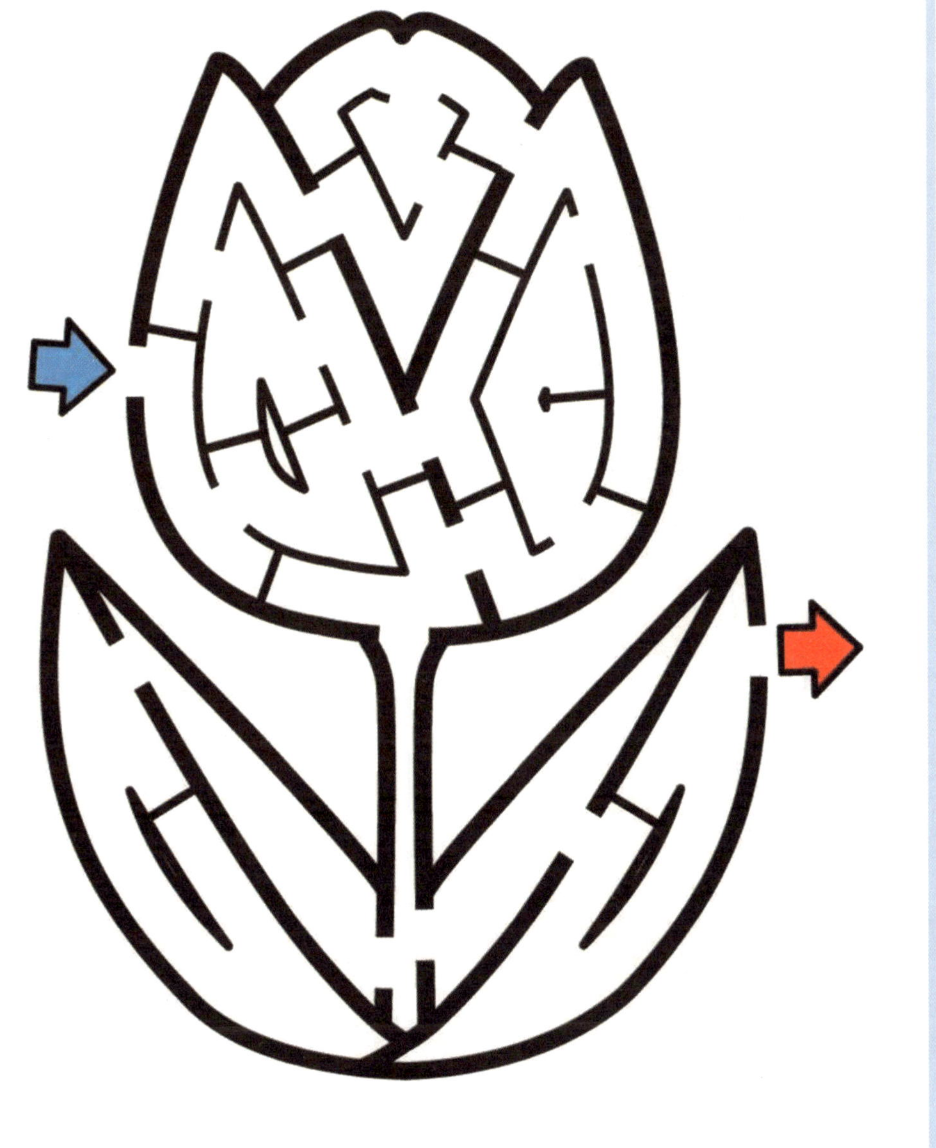

| 지각력 | 2주차 2교시 2 | 한국치매예방강사협회 |

4 같은 모양끼리 연결해보세요

판단력	2주차 3교시 1	한국치매예방강사협회

5 무엇을 하는가요?

❀ 무엇을 하는지 이야기 해보세요.

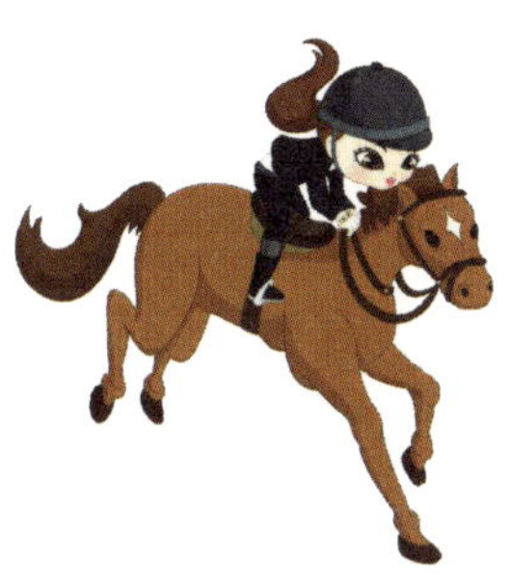

✎ 타는 것 :

✎ 어디서 타나요? :

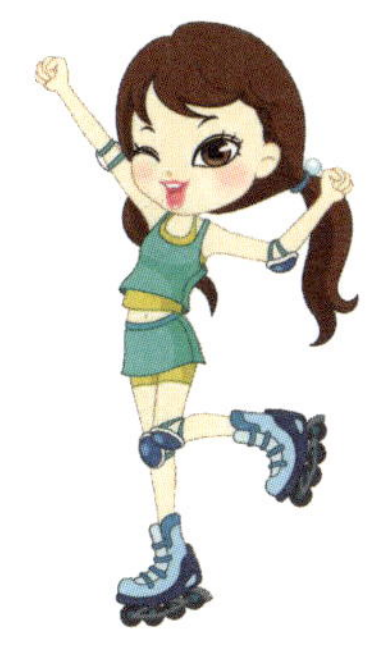

✎ 타는 것 :

✎ 어디서 타나요? :

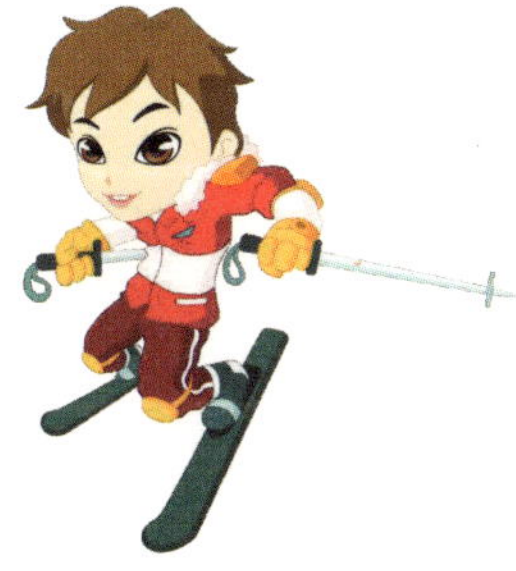

✎ 타는 것 :

✎ 어디서 타나요? :

6 따라 그려보세요

❋ 왼쪽 도형을 보고 똑 같이 따라 그려보세요.

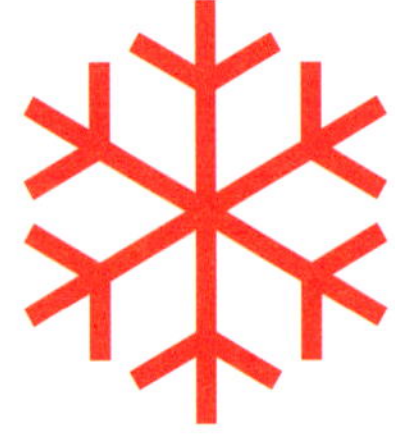

| 계산력 | 2주차 4교시 1 | 🌐 한국치매예방강사협회 |

7 계산해세요

❁ 다음을 계산해보세요.

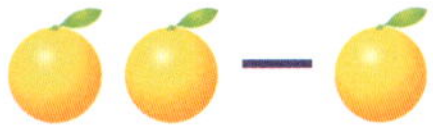

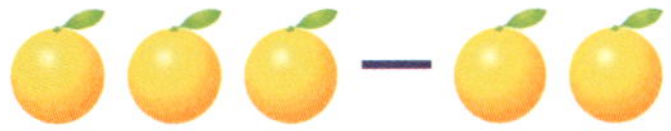

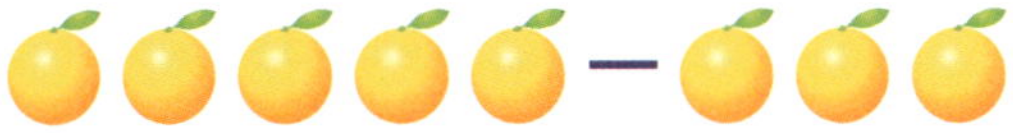

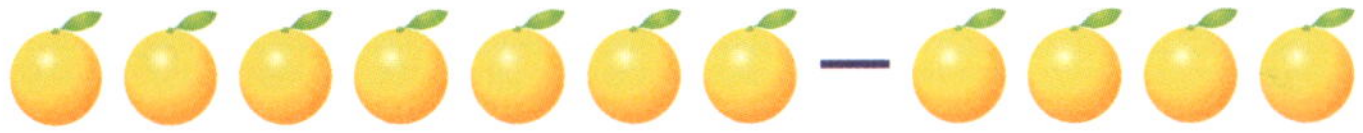

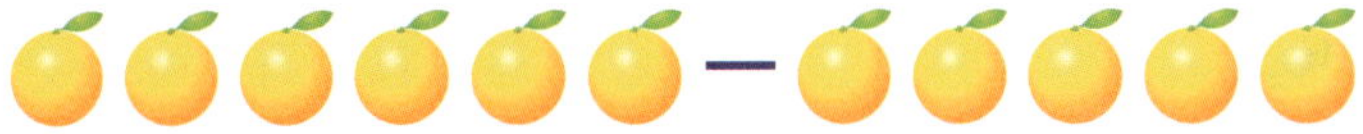

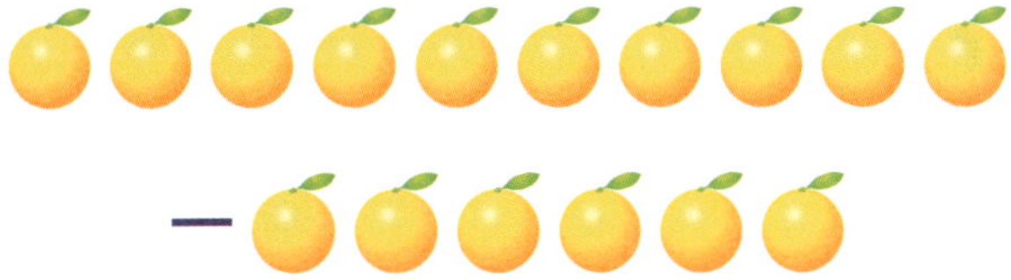

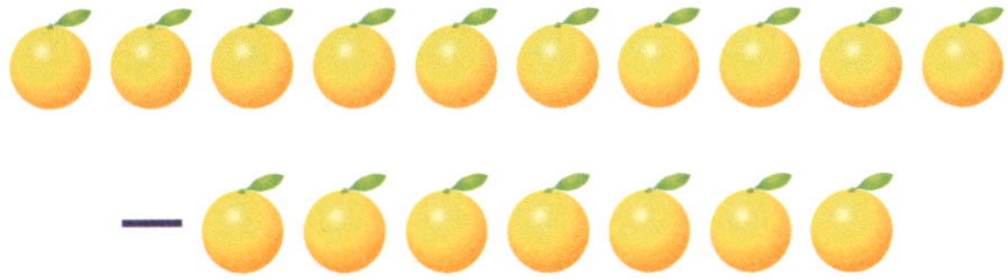

8 써보세요

🌸 단어를 자음과 모음으로 나누어보세요.

칼	=	ㅋ	+	ㅏ	+	ㄹ
귤	=		+		+	
형	=		+		+	
콩	=		+		+	
엿	=		+		+	